Dieta Cetogênica

O guia completo para uma dieta rica em gordura
formigauma abordagem prática para a saúde
e perda de peso

(Receitas com alto teor de gordura para pessoas
ocupadas na dieta do ceto)

Júlia Pinheiro

Índice

Introdução

Está cansado da forma convencional de perder peso? Já tentou várias maneiras diferentes de se ver livre da gordura extra, mas todas parecem fúteis? Gostava de embarcar numa dieta de perda de peso que lhe assegurasse um nível nutricional equilibrado? Está preocupado/a por começar uma dieta cetogénica porque não faz ideia do que se trata?

Não se preocupe mais! Aí vem o guia para iniciantes para uma Dieta Keto. Este livro apresenta-lhe, na sua forma mais pura, os prós e contras desta dieta única. Vai perceber o que é, quando fazer e como fazer sem complicações, e ainda os tipos de dieta cetogénica, para que possa escolher o que mais se adapta ao seu estilo de vida.

A perda de peso é um objetivo que muita gente gostaria de atingir. O jejum intermitente está entre uma das mais reconhecidas maneiras de perder peso e neste livro vamos explorar como toda a gente pode usar este método para eliminar essa gordura. Fornecemos algumas receitas que poderá usar e discutimos os vários protocolos para o jejum, dando-lhe opções para o fazer como preferir!

Perca peso com a Dieta Keto sem deixar de comer as suas comidas preferidas com este livro de receitas essencial!

Composto por centenas de receitas fáceis e deliciosas, 'Keto Sem Compromisso' é o seu novo melhor amigo que vai ajudá-lo/a a perder peso e ao mesmo tempo continuar a disfrutar das suas comidas preferidas.

Um tópico que surge sempre que se fala sobre a dieta cetogénica é a gordura. Este macronutriente sempre foi demonizado e visto como uma das causas mais frequentes de doença cardíaca. Isto deveu-se muito a estudos como o Estudo dos Sete Países de Ancel Keys, em que este corroborou resultados de pesquisa de sete países diferentes que o levaram a relacionar o consumo de gordura com o aumento do risco de doenças cardiovasculares. Este foi um caso clássico de foco apenas nos números que suportavam a sua hipótese teórica, descantando partes que poderiam contradizer a sua teoria.

Este estudo levou a uma descida a nível mundial no consumo de gordura e as dietas de baixa gordura, se bem se lembra, ganharam uma enorme popularidade.

Cetose é o estado em que o corpo produz moléculas chamadas corpos cetónicos, que são criados pelo fígado. Este processo fornece energia às células e órgãos, podendo substituir a glicose como fonte de combustível para o nosso corpo. Numa dieta tradicional rica em hidratos de carbono, recebemos a maioria da energia através da glicose, que é convertida pelos hidratos que comemos nas nossas refeições.

Sabia que pode continuar a disfrutar de alimentos como chocolate e massa enquanto perde peso na Dieta Keto? 'Keto Sem Compromisso' vai mostrar-lhe como, além de ser o único livro de receitas que lhe dá a oportunidade de continuar a comer o seu bolo. Com ideias de receitas fáceis para cada refeição do dia, bem como uma preparação de refeições detalhada, este é o seu guia perfeito para uma dieta sem stress.

Ovos No Forno Com Vegetais E Queijo Parmesão

Doses: 6
Tempo de preparação: 5-10 minutos
Tempo de confecção: 20 minutos

Ingredientes:

- 100 a 150 gramas de courgette cortada
- 90 a 135 gramas de queijo parmesão ralado
- 11 ovos grandes
- Sal e pimenta
- 1 a 1 ½ pimento vermelho pequeno picado
- 1 a 1 ½ cebola pequena picada
- 100 a 150 gramas de cogumelos cortados

Instruções:

1. Pré-aqueça o forno a 190°C e unte uma travessa com um bocadinho de azeite.

2. Bata os ovos numa tigela grande com sal e pimenta.

3. Na mesma tigela, misture o pimento, a cebola, os cogumelos e a courgette.

4. Deite a mistura na travessa e espalhe até formar uma camada homogénea.

5. Polvilhe com o queijo parmesão ralado e cozinhe por 10 a 15 minutos, até o ovo estar cozinhado.

6. Deixe arrefecer um pouco e sirva cortado em quadrados.

Informação Nutricional: 220 calorias, 15g gorduras, 17.6g proteína, 4g hidratos de carbono

Assado De Couve-Flôr, Fiambre E Queijo

Doses: 4

Tempo de confecção: 40-45 minutos

Ingredientes:

- Sal e pimenta a gosto
- Manteiga para untar
- 2 couves-flôr (sem o caule, cortada em árvores)
- 100 gramas de queijo suíço ralado
- 100 gramas de mistura de queijo mexicano ralado
- 140 gramas de iogurte grego
- 75 gramas de fiambre fumado, picado
- 1/3 malagueta picada
- 1/3 colher de chá porcini em pó
- 2 colheres de chá de alho em pó
- 2 colheres de chá de cebola em pó

- 1/3 colher de chá de pimenta cayenne
- 1/5 colher de chá de salsa seca
- 1/3 colher de chá de orégãos

Instruções:

1. Pré-aqueça o forno a 190ºC.

2. Unte uma travessa com manteiga derretida.

3. Coloque a couve-flôr num tacho e encha com água.

4. Deixe cozinhar por 11-15 minutos.

5. Retire a água e esmague a couve-flôr com um esmagador de batatas.

6. No mesmo tacho, adicione o queijo, mexendo até derreter.

7. Adicione o iogurte grego, o fiambre, a malagueta e tempere com especiarias a gosto.

8. Deite a mistura na travessa e leve ao forno por 20-25 minutos.

9. Deixe arrefecer por 15-20 minutos antes de cortar.

Informação Nutricional: 200 calorias, 11g gorduras, 14.7g proteína, 6g hidratos de carbono

Panquecas De Queijo-Creme Keto

Ingredientes:

- 4 ovos
- 1 a 2 colheres de sopa de farinha de côco
- Stevia a gosto
- 1 colher de chá de canela
- 100 gramas de queijo-creme

Instruções:

1. Misture todos os ingredientes numa liquidificadora até ficar uma mistura cremosa.

2. Aqueça uma frigideira anti-aderente com manteiga ou óleo de côco em lume médio-alto.

3. Deite um pouco da mistura na frigideira, deixe cozinhar, vire e cozinhe um pouco do outro lado. Repita o processo até acabar a mistura.

4. Sirva com manteiga e/ou mel.

Omelete Ocidental
Clássica

Doses: 1-2
Tempo de preparação: 5-10 minutos
Tempo de confecção: 10-15 minutos

Ingredientes:

- 1-3 colheres de sopa de natas
- 60 gramas de pimento verde picado
- 60 gramas de cebola picada
- 75 gramas de fiambre cortado em pedacinhos
- Sal e pimenta
- 2-3 colheres de chá de óleo de côco
- 4 ovos grandes

Instruções:

1. Bata numa tigela os ovos, as natas, o sal e a pimenta.

2. Aqueça 1 a 2 colheres de chá de óleo de côco numa frigideira a lume médio.

3. Adicione o pimento, a cebola, o fiambre e salteie por 1 a 4 minutos.

4. Reserve numa tigela e reaqueça a frigideira com o resto do óleo de côco.

5. Deite a mistura dos ovos e deixe cozinhar até a parte de baixo começar a ganhar textura sólida.

6. Quando estiver quase cozinhado, deite a mistura reservada numa das

metades da omelete e feche a outra metade.

7. Quando a omeleteestiver completamente cozinhada, sirva quente.

Informação Nutricional: 425 calorias, 35g gorduras, 30g proteína, 5g hidratos de carbono

Arroz De Couve-Flôr Chinês

Ingredientes:

- 1-2 colheres de sopa de vinho de arroz chinês
- 6 ovos
- 115 gramas de couve-flôr
- Sal e pimenta a gosto
- 1 colher de sopa de óleo de sésamo
- 45 gramas de alho francês cortado
- 1-3 alhos esmagados
- ¼ colher de chá de cinco-perfumes-chineses em pó
- 1-3 colheres de chá de molho de ostra
- ¼ colher de chá de molho de soja

Instruções:

1. Pique a couve-flôr num processador de comida até parecer arroz.

2. Aqueça o óleo de sésamo num tacho a lume médio-alto, coloque o

alho francês e o alho e salteie por 5 a 10 minutos.

3. Adicione a couve-flôr preparada ao tacho e junte o sal, pimenta e os cinco-perfumes-chineses.

4. Adicione o molho de ostra, o molho de soja e o vinho de arroz chinês.

5. Deixe cozinhar, mexendo ocasionalmente, até a couve-flôr ficar crocante, aproximadamente 6-10 minutos.

6. Finalmente, junte os ovos à frigideira. Mexa até tudo estar bem envolvido.

Waffles De Couve-Flôr Keto

Ingredientes:

- ¼ colher de chá de cebola em pó
- ¼ colher de chá de alho em pó
- ¼ colher de chá de pimenta vermelha
- 200 gramas de couve-flôr
- 6 ovos grandes
- Sal e pimenta a gosto
- 60 gramas de queijo mozzarella
- 60 gramas de queijo parmesão
- 60 gramas de queijo cheddar
- 5 colheres de sopa de cebolinho picado

Instruções:

1. Corte a couve-flôr em árvores.

2. Rale a couve-flôr utilizando um processador de comida.

3. Junte o queijo e rale tudo muito bem.

4. Numa tigela grande, misture os ovos e as especiairias com a couve e queijo ralados. Mexa tudo muito bem.

5. Deite um pouco da mistura numa máquina de waffles, deixe cozinhar e vire. Repita o processo com o restante da mistura.

6. Sirva acompanhado com *toppings* à sua escolha.

Muffins De Ovo Com Tomate E Mozzarella

Doses: 15
Tempo de preparação: 5-10 minutos
Tempo de confecção: 25-30 minutos

Ingredientes:

- 15 gramas de cebola picada
- 60 gramas de leite de côco
- 15 gramas de cebolinho
- Sal e pimenta
- 13 ovos grandes
- 450 gramas de queijo mozzarella ralado
- 2 colheres de sopa de manteiga
- 2 tomates médios picados

Instruções:

1. Pré-aqueça o forno a 190ºC e unte uma forma para *muffins* com azeite em spray.

2. Derreta a manteiga numa frigideira a lume médio.

3. Adicione o tomate, a cebola e cozinhe por 1 a 5 minutos até o tomate amolecer.

4. Divida a mistura pelas formas.

5. Bata os ovos juntamente com o leite de côco, o cebolinho, sal e pimenta. Coloque a mistura com uma colher nas formas também.

6. Polvilhe com o queijo e cozinhe por 20 a 30 minutos.

Informação Nutricional: 150 calorias, 15g gorduras, 12g proteína, 5g hidratos de carbono

Caril De Perú

Ingredientes:

- 1/3 colher de chá de gengibre em pó
- 2 colheres e ½ de chá de caril
- 570 gramas de leite de côco
- 80 gramas de água
- 200 gramas de caldo de carne
- Sal e pimenta a gosto
- 5 colheres de chá de óleo de sésamo
- 150 gramas de peito de perú cortado em cubos
- 4 alhos picados
- 3 malaguetas pequenas picadas
- ¼ colher de chá de açafrão

Instruções:

1. Aqueça o óleo de sésamo numa frigideira alta (estilo Wok).

2. Adicione o perú e cozinhe até estar dourado por aproximadamente 5-10 minutos.

3. Adicione o alho, a malagueta, o açafrão, o gengibre em pó, o caril e deixe cozinhar mais um pouco, entre 1 e 5 minutos.

4. Adicione o leite, a água e o caldo de carne.

5. Tempere com sal e pimenta.

6. Cozinhe em lume médio por aproximadamente 45 a 50 minutos.

Fritatta Keto De Fetta, Courgette E Pimento

Ingredientes:

- Abóbora
- Courgette
- 3 colheres de sopa de azeite
- 6 ovos
- 230 gramas de natas
- Pimento vermelho
- 130 gramas de queijo fetta esmigalhado
- 750 gramas de vegetais picados em pedaços grossos

Instruções:

1. Corte o pimento, a abóbora, a courgette e os restantes vegetais e coza tudo. Reserve.

2. Bata os ovos com as natas. Reserve.

3. Adicione o azeite a uma frigideira e ligue o fogão em lume muito baixo.

4. Deite na frigideira metade da mistura de ovos e natas. Coloque os vegetais e o queijo fetta e cubra com o resto da mistura de ovos e natas.

5. Tape a frigideira com uma tampa e cozinhe em lume muito baixo.

6. Coloque a frigideira em cima de um grelhador até a parte de cima da fritatta ficar dourada.

Smoothie De Morango E Ruibarbo

Doses: 1-2
Tempo de preparação: 10-15 minutos
Tempo de confecção: -

Ingredientes:

- Stevia líquida a gosto
- 2-3 ruibarbos de talo pequeno, cortados
- 800 gramas de morangos congelados cortados
- 200 gramas de bebida vegetal
- 600 gramas de iogurte gordo
- 60 a 90 gramas de amêndoas
- 4 colheres de chá de extracto de baunilha

Instruções:

1. Coloque numa liquidificadora o ruibarbo, os morangos e a bebida vegetal.

2. Triture os ingredientes.

3. Adicione os restantes ingredientes e triture novamente até ficar com um aspecto suave.

4. Sirva num copo largo e disfrute imediatamente.

Informação Nutricional: 290 calorias, 30g gorduras, 15g proteína, 22g hidratos de carbono

Sopa De Frango

Ingredientes:

- Sal e pimenta a gosto
- 2 colheres de sopa de manteiga
- 2-3 talos de aipo bem cortados
- 200-250 gramas de couve-lombarda, cortada em tiras
- 2-3 frangos assados, desfiados
- 1 cebola picada
- 2-3 colheres de sopa de coentros frescos picados
- 1 litro de água
- 2-3 folhas de louro

Instruções:

1. Cozinhe os ossos e restos de um dos frangos com água a lume médio-alto por 15-20 minutos.

2. Reduza o lume, deixando apenas fervilhar por mais 15-20 minutos.

3. Reserve o caldo.

4. Divida a mistura pelas formas.

5. Derreta a manteiga numa panela larga a lume médio.

6. Salteie o aipo e a cebola.

7. Adicione as folhas de louro, o sal, a pimenta e o caldo, deixando ferver por 15-20 minutos.

8. Adicione o frango, os coentros e a couve.

9. Deixe ferver por mais 15 a 20 minutos, até a couve estar cozida.

Panquecas Fofas De Farinha De Côco

Ingredientes:

- 1 colher de chá de sal
- 7 ovos grandes
- ¼ colher de chá de fermento em pó
- 125 gramas de manteiga
- ½ colher de chá de extracto de baunilha
- 400-600 gramas de bebida vegetal
- 130 gramas de farinha de côco
- 5 colheres de sopa de eritritol, stevia ou outro adoçante

Instruções:

1. Derreta 100 gramas da manteiga.

2. Numa tigela grande misture a farinha de côco, o adoçante, o fermento e o sal. Mexa.

3. Noutra tigela, bata os ovos, juntamente com 110 gramas da manteiga previamente derretida, a bebida vegetal e o extracto de baunilha.

4. Junte as duas misturas e mexa bem.

5. Coloque uma frigideira no fogão a lume médio-alto e coloque o resto da manteiga.

6. Deite um pouco da mistura no centro da frigideira, formando um círculo.

7. Deixe cozinhar até a parte de baixo e as laterais estarem bem

cozinhadas. Vire a panqueca com cuidado.

8. Retire da frigideira. Repita o processo até acabar a mistura.

Muffins De Cacau, Caju E Macadâmia

Doses: 15
Tempo de preparação: 15-20 minutos
Tempo de confecção: 25 minutos

Ingredientes:

- 200 gramas de cacau em pó
- 4 colheres de chá de fermento em pó
- 80 gramas de bebida vegetal
- 8 ovos grandes

- 50 gramas de nozes de macadâmia picadas
- 250 a 300 gramas de farinha de amêndoa
- 4 colheres de chá de sal
- 100 gramas de manteiga de cajú derretida
- 400 gramas de eritritol em pó

Instruções:

1. Pré-aqueça o forno a 190°C e coloque uma forma para muffins coberta com papel vegetal.

2. Bata a farinha de amêndoa juntamente com o eritritol, o cacau em pó, o fermento em pó e o sal numa tigela.

3. Numa tigela separada, misture o leite de amêndoa, a manteiga de caju e os ovos.

4. Misture a mistura líquida com a seca e coloque as nozes.

5.Coloque a massa na forma e leve ao forno por 20 a 30 minutos até que ao espetar um garfo este saia limpo.

6. Deixe arrefecer por 10 a 15 minutos e retire da forma.

Informação Nutricional: 240 calorias, 25g gorduras, 15g proteína, 15g hidratos de carbono

Barriga De Porco Com Legumes

Ingredientes:

- 1-3 pimentos vermelhos, cortados em tiras

- 1-2 pimentos verdes, cortados em tiras
- 450g a 2kg de barriga de porco sem pele
- 1/5 colher de chá de orégãos
- 4 dentes de alho esmagados
- 40 gramas de cebola cortada em tiras
- Sal e pimenta a gosto
- 1-3 colheres de chá de salsa
- 1-3 colheres de chá de mangericão

Instruções:

1. Faça furos em toda a carne de porco com um garfo.

2. Esfregue os temperos por toda a barriga de porco.

3. Unte uma travessa e coloque a carne de porco.

4. Cubra com o alho, a cebola e o pimento.

5. Leve ao forno e deixe assar a 210ºC por 20 a 25 minutos.

6. Sirva quente.

Mistura Keto Para Pequeno-Almoço

Ingredientes:

- 1 colher de sopa de óleo de côco
- 1 colher de sopa de salsa ou cebolinho picado
- 1 pitada de sal
- 2 ovos grandes

- 1 abacate
- 1-3 courgettes médias
- Fatias de bacon
- 4 cebolas pequenas ou 2 dentes de alho

Instruções:

1. Pique a cebola e corte o bacon.

2. Num tacho, adicione o óleo de côco, a cebola e o bacon e refogue até ficar dourado.

3. Corte a courgette em pedaços médios.

4. Adicione a courgette ao tacho e cozinhe por 15-20 minutos, colocando os ovos por cima.

5. Remova e adicione salsa picada.Sirva com um abacate cortado.

Waffles Suíços Com Bacon

Doses: 6
Tempo de preparação: 15-20 minutos
Tempo de confecção: 25-30 minutos

Ingredientes:

- 50 gramas de creme de leite
- 6 fatias de bacon cru
- 7 ovos grandes, separados em claras e gemas
- 5 colheres de sopa de bebida vegetal
- 200 gramas de queijo suíço ralado
- 6 colheres de sopa de farinha de côco
- Sal e pimenta

Instruções:

1. Frite o bacon numa frigideira até ficar crocante e pique corte em pedaços para uma tigela.

2.Retire 5 colheres de sopa de gordura do bacon e reserve.

3. Separe as gemas das claras dos ovos em duas tigelas diferentes.

4. Bata as claras em castelo e reserve.

5. Bata na outra tigela as gemas com farinha de côco, fermento em pó, sal e pimenta.

6. Adicione a esta tigela a bebida vegetal e a gordura do bacon enquanto mexe e, de seguida, vá deitando progressivamente as claras em castelo até misturar bem.

7. Misture o queijo suíço ralado e metade do bacon picado.

8. Pré-aqueça a máquina de fazer waffles untando-a com um pouco de azeite.

9. Coloque uma porção de massa na máquina.

10. Cozinhe o waffle de acordo com as instruções do fabricante da máquina.

11. Retire o waffle para um prato e repita o processo.

12. Sirva os waffles cobertos com creme de leite e bacon picado.

Informação Nutricional: 260 calorias, 17g gorduras, 18g proteína, 20g hidratos de carbono

Lombinho De Porco
Com Repolho

Ingredientes:

- 200 gramas de repolho cortado em tiras
- 3 colheres de sopa de vinho xerez (licoroso)
- ½ colher de chá de sementes de mostarda
- 1/3 colher de chá de alecrim
- 3 colheres de sopa de banha
- 450 gramas de lombo de porco
- Sal e pimenta a gosto
- 1 colher de chá de alho em pó
- 1/3 colher de chá de gengibre em pó
- 200 gramas de caldo de legumes

Instruções:

1. Tempere a carne de porco com sal, pimenta, alho em pó, gengibre em pó e alecrim.

2. Derreta a banha num tacho em lume médio.

3. Deite a carne de porco e cozinhe por 10 a 15 minutos, virando periodicamente.

4. Retire o porco e reserve. Deite o repolho, o caldo, o vinho xerez e as sementes de mostardae deixe ferver a lume alto.

5. Tempere com sal e pimenta e deixe cozinhar, mexendo algumas vezes, até o repolho ficar macio, por 16 a 20 minutos.

6. Sirva a carne de porco com o repolho.

Bagel De Carne De Porco

Ingredientes:

- 2 colheres de chá de paprika
- 2 colheres de chá de sal
- 4 colheres de chá de pimenta
- 900 gramas de polpa de tomate
- 4 cebolas picadas
- 2 colheres de sopa de manteiga
- 900 gramas de carne de porco picada
- 5 ovos grandes

Instruções:

1. Pré-aqueça o forno a 230ºC.

2. Forre uma travessa com papel vegetal.

3. Num tacho, a lume médio, cozinhe as cebolas com um pouco de manteiga até ficarem translúcidas.

4. Deixe as cebolas arrefecer um pouco antes de as adicionar à carne.

5. Numa tigela, misture todos os ingredientes, incluindo as cebolas, e misture bem.

6. Divida a carne em seis porções.

7. Com as mãos, faça uma bola com uma das porções. De seguida, achate um pouco e retire-lhe o meio, para ficar com a aparência de um bagel.

8. Coloque na travessa e repita com cada uma das porções.

9. Leve ao forno por 50-55 minutos ou até que a carne esteja totalmente cozinhada.

10. Deixe os bagels arrefecerem antes de servir.

Sopa De Cheeseburger Com Bacon

Doses: 6
Tempo de preparação: 20-25
minutos

Tempo de confecção: 25-30 minutos

Ingredientes:

- Sal e pimenta
- 150 gramas de alface picada
- 250 gramas de queijo cheddar ralado
- 6 fatias de bacon cru
- 300-450 gramas de caldo de carne
- 4 colheres de sopa de polpa de tomate
- 5 colheres de chá de mostarda Dijon
- 300 gramas de carne picada
- 3 cebolas médias picadas
- 3 dentes de alho picados

Instruções:

1. Cozinhe o bacon numa panela até ficar crocante. Escorra em papel de cozinha e pique.

2. Reaqueça a gordura do bacon na panela e adicione a carne.

3. Cozinhe até a carne ficar dourada e escorra metade da gordura.

4. Reaqueça a panela e adicione a cebola e o alho - cozinhe por 6-10 minutos.

5. Misture o caldo, a polpa de tomate e a mostarda e tempere com sal e pimenta.

6. Adicione a carne e cozinhe em lume médio-baixo por 20 a 25 minutos, coberto com a tampa da panela.

7. Sirva em tigelas e cubra com alface picada, queijo cheddar e bacon.

Informação Nutricional: 320 calorias, 25g gorduras, 30g proteína, 10g hidratos de carbono

Carne Desfiada Com Ervas

Ingredientes:

- 3 colheres de chá de manjericão

- 2 colheres de sopa de azeite
- 1300 gramas de carne do lombo, cortada em tiras
- 3 colheres de sopa de vinho de arroz
- 500 gramas de caldo de carne
- 4 malaguetas picadas
- Sal e pimenta a gosto
- 3 colheres de sopa de salsa fresca picada
- 3 dentes de alho esmagados
- 4 tomates maduros pequenos
- 3 cebolas picadas
- 3 colheres de chá de mostarda

Instruções:

1. Aqueça o azeite numa panela a lume médio-alto. Deitar a carne e cozinhar por 5 a 10 minutos, mexendo periodicamente.

2. Adicione os restantes ingredientes, reduza o lume para médio-baixo e deixe cozinhar por 50 a 55 minutos.

4. Desfie a carne e sirva.

Pequeno-Almoço Mexicano

Ingredientes:

- 1 abacate cortado em pedaços
- 5 ovos
- 150 gramas de molho mexicano
- 50 gramas de queijo cheddar ralado
- 3 colheres de sopa de azeitonas sem caroço em fatias
- 3-1 ½ colheres de sopa de coentros frescos picados

Instruções:

1. Escalfe os ovos.

2. Aqueça o molho no microondas.

3. Coloque os ovos escalfados no prato e cubra com o molho, azeitonas, queijo, abacate e coentros.

Sopa De Ovos

Doses: 5
Tempo de preparação: 10-15 minutos
Tempo de confecção: 15-20 minutos

Ingredientes:

- 1 quilo de caldo de galinha
- 8 cubos de caldo de galinha (estilo Knorr)
- 2 colheres de sopa de molho chilli com alho
- 6 ovos grandes
- 1 cebola

Instruções:

1. Esmague os cubos de caldo de carne e deite juntamente com o caldo líquido numa panela. Mexa.

2. Deixe ferver e misture o molho chilli.

3. Cozinhe até sair vapor e retire do lume.

4. Numa tigela, bata os ovos. De seguida, vá deitando no caldo e mexendo ao mesmo tempo.

5. Deixe descansar por 5 a 10 minutos e sirva com cebola fatiada.

Informação Nutricional: 170 calorias, 15g gorduras, 20g proteína, 5g hidratos de carbono

Peixe-Gato E Couve-Flor No Forno

Ingredientes:

- 3 dentes de alho picados
- 690 gramas de peixe-gato, cortado em pedaços
- 350 gramas de queijo-creme
- 350 gramas de natas
- 3 colheres de chá de gengibre fresco ralado
- Sal e pimenta a gosto
- 4 ovos

- 100 gramas de manteiga
- 3 colheres de chá de óleo de sésamo
- 400 gramas de couve-flôr
- 6 cebolas pequenas
- 5 ramos de tomilho seco picados
- 3 ramos de alecrim picados

Instruções:

1. Pré-aqueça o forno a 210ºC.

2. Unte uma travessa com um pouco de azeite em spray.

3. Aqueça o óleo numa panela a lume médio-alto. Depois de quente, deite a couve-flor e a cebola cortada até ficarem moles (cerca de 5 a 10 minutos).

4. Adicione o alho e o gengibre e continue a refogar por mais 5 a 10 minutos.

5. Retire do lume e coloque os legumes na travessa preparada.

6. Adicione os restantes temperos.

7. Coloque o peixe-gato no topo.

8. Numa tigela, misture o queijo-creme, as natas e os ovos. Mexa bem.

9. Espalhe esta mistura cremosa por cima da travessa.

10. Cubra com pedaços de manteiga.

11. Asse no forno pré-aquecido por 26 a 30 minutos ou até que consiga

espetar um garfo no peixe e este sair intacto.

12. Sirva.

Couve-Flor Mexida Com Bacon

Ingredientes:

- Fatias de bacon cortadas
- 3 colheres de sopa de manteiga
- Sal e pimenta
- 140 gramas de cebola picada
- 110 gramas de couve-flôr ralada

Instruções:

1. Numa frigideira, refogue o bacon com a cebola, até dourar.

2. Adicione a couve-flôr e mexa até ficar macia e dourada, acrescentando a manteiga durante este processo.

3. Tempere a gosto com sal e pimenta.

Salada De Abacate Com Frango E Sésamo

Doses: 3
Tempo de preparação: 15-20 minutos
Tempo de confecção: 15-20 minutos

Ingredientes:

- 300 gramas de coxas de frango desossadas, desfiadas
- Sal e pimenta
- 1300 gramas de verduras frescas da primavera
- 1 colher de sopa de sementes de sésamo

- 1 colher de sopa de óleo de sésamo
- 2 abacates cortados em fatias
- 4 colheres de sopa de azeite
- 4 colheres de sopa de vinagre

Instruções:

1. Numa frigideira, aqueça o óleo de sésamo a lume médio-alto.

2. Tempere o frango com sal e pimenta e adicione à frigideira.

3. Refogue o frango até dourar, mexendo sempre.

4. Retire do lume e deixe arrefecer um pouco.

5. Divida as verduras da primavera em dois pratos de salada e cubra com abacate.

6. Regue as saladas com azeite e vinagre.

7. Cubra com o frango e polvilhe com as sementes de sésamo.

Vitamina De Mirtilos Com Beterraba

Rendimento: 2 porções

Tempo de preparação: 10-15 minutos

Ingredientes:

- 2 xíc. de leite de coco sem açucar
- 1/3 xíc. de creme de leite
- 2 beterrabas pequenas, descacadas e picadas.
  1/3 xíc. de mirtilos congelados
- 2 col. das de chá de semente de chia
- Adoçanteestévia

1. Adicione ao liquidificador os mirtilos, as beterrabas e o leite de coco.

2. Acione a função pulsar do liquidificador por várias vezes.

3. Acrescente os demais ingredientes e bata-os até que fiquem uniformemente incorporados.

4. Despeje numa jarra grande e aprecie imediatamente.

Abobrinhas Gratinadas

Ingredientes

- 1 xíc. de queijo cheddar ralado
- 1 xíc. de creme de leite
- 3 xíc. de abobrinhas em fatias finas
- 3 col. das de sopa de alho poró fatiado
- 1 col. das de chá de sal
- Pimenta preta fresca moída a gosto
- 1-1 ½ col. das de chá de manjericão seco.
- 6 col. das de sopa de queijo parmesão fresco e ralado
- 2 col. das de sopa de manteiga a temperatura ambiente
- 2 col. das de sopa de alho fresco picado
- Spray culinário antiaderente
- 1 col. das de sopa de orégano seco

Modo de preparo

1. Comece pré-aquecendo o forno a 180° C
2. Unte levemente uma caçarola com o spray culinário.
3. Coloque 02 xícaras da abobrinha fatiada na caçarola e acrescente as 02 colheres de sopa do alho poró. Salpique o sal, a pimenta, o manjericão e o orégano. Cubra com as 02 xícaras do queijo cheddar.
4. Em outro recipiente, bata vigorosamente o creme de leite juntamente com o queijo parmesão, a manteiga e o alho.
5. Espalhe o creme sobre as camadas de abobrinha e queijo.
6. Coloque no forno pré-aquecido e asse por cerca de 45 a 50 minutos ou até que as beiras estejam douradas.
7. Polvilhe cebolinha picada, se preferir.

Torrada Francesa
Outonal De Abóbora
(Keto)

INGREDIENTES:

1 col. das de chá de essência de baunilha

3 col. das de sopa de manteiga

1/6 col. das de chá de extrato de laranja

½ col. das de chá de tempero para torta de abóbora

6 fatias de pão de abóbora

3 ovos grandes

4 col. das de sopa de creme de leite

MODO DE PREPARO:

Na noite anterior, deixe as fatias de pão de abóbora expostas ao ar para que ressequem.

Bata os ovos juntamente com os extratos e o tempero de torta de abóbora.

Encharque as fatias na mistura acima preparada

Aqueça a manteiga numa frigideira até que doure e adicione em seguida as fatias do pão de abóbora.

Vire-as quando douradas e cozinhe-as até que ambos os lados estejam dourados.

Vitamina Verde Desentoxicante

Rendimento: 2 porções

Tempo de preparo: 10-15 minutos

Ingredientes:

- 2 col. das de sopa de suco de lima.
- 3 xíc. de espinafresbaby
- 1/3 xíc. de salsão picado
- 1-1 ½ xíc. de água
- Cubos de gelo
- 3 col. das de sopa de suco de limão
- 3 col. das de sopa de óleo de coco
- Adoçante estévia a gosto
- 2 xíc. de couve picada

1. Adicione ao liquidificador a couve, o espinafre e o salsão.

2. Pulse-os por várias vezes.

3. Acrescente os demais ingredientes e bata até que fiquem uniformemente incorporados.

4. Despeje em uma jarra grande e aprecie imediatamente.

Abóborarecheada De Espaguete

Ingredientes

- 4 ovos
- 2 dentes de alhoamassados
- 1/3 col. das de chá de cominho
- 1/3 xic. de queijomussarelaralado
- 1 xic. de creamcheese
- 1 xic. de iogurtegrego integral
- 1 col. das de chá de manjericão
- 1 col. das de chá de menta
- Sal marinho e pimenta preta para temperar
- ½ Kg de espaguete de abóbora partida sem sementes
- 2 col. das de chá de azeite de oliva

Modo de preparo

1. Coloque as metades da abóbora em uma assadeira e espalhe azeite de oliva por cima
2. Asse-as no forno pré-aquecido a 190ºC por 55 a 1-1 ¼ minutos ou até que seu interior possa ser facilmente perfurado com um garfo
3. Em seguida, raspe da abóbora os "espaguetes" e coloque-os numa tigela.
4. Adicione à tigela os demais ingredientes e misture-os bem.
5. Cuidadosamente, preencha cada metade da abóbora com a mistura de queijo
6. Asse a 190ºC por 15 a 25 minutos, até que o queijo borbulhe e doure

Ovos Florentineketo

INGREDIENTES:

- 2 col. de sopa de vinagre branco
- 3 xic. folhas de espinafres frescas e lavadas
- 4 col. das de sopa de queijo parmesão fresco e ralado
- Sal marinho e pimenta para temperar
- 4 ovos

Modo de Preparo:

1. No microondas ou no vapor, cozinhe o espinafre até que murche.
2. Sobre ele, salpique com o queijo parmesão e tempere a gosto.
3. Após, pique os espinafre em pequenos bocados em coloque-os num prato.
4. Numa panela, aqueça a água e, na fervura, coloque o vinagre misturando-a com uma colher de pau de maneira a formar um redemoinho.

5. Quebre um ovo no centro, desligue o fogo e tampe por 01 a 05 minutos, até cozinhar. Repita com o segundo ovo.

6. Coloque os ovos sobre o espinafre e sirva.

Vitamina Proteica Cremosa De Chocolate

Ingredientes:

- 2 col. das de sopa de óleo de coco
- 2 col. das de sopa de cacau em pó sem açucar
- Adoçande estévia a gosto
- 2 xíc. de leite de amêndoas sem açucar
- 1 xíc. de iogurte integral
- 1/3 xíc. de pó proteico de clara de ovo sabor chocolate

1. Junte o leite de amêndoas, o iogurte e o pó proteico em um liquidificador

2. Pulse-os por várias vezes e então adicione os demais ingredientes até que fiquem uniformemente incorporados.

3. Despeje numa jarra grande e aprecie imediatamente.

Salada De Frango Especial

Ingredientes

- ½ xic. de maionese
- ½ xic. de creme azedo
- Colheradas de queijo cottage a temperatura ambiente
- Sal e pimenta preta a gosto
- ½ xic. de semente de girasol, cup sunflower seeds, refinadas e tostadas
- Abacate, descascado e cortado em cubos
- 01 col. das de chá de alho fresco amassado
- 4 col. de sopa de cebolinha picada
- Peito de frango sem pele

Modo de Preparo:

1 Coloque uma panela com água para ferver e acrescente sal.

2 Acrescente o frango à água fervente e então desligue o fogo. Tampe e deixe

o frango na água quente por 15 a 25 minutos.

3 Em seguida, escorra a água; pique o frango em pequenos bocados.

4 Acrescente os demais ingredientes e misture bem.

5 Coloque na geladeira por cerca de 1 hora e meia.

Panquecas Ou Waffles De Coco (Keto)

INGREDIENTES:

- ½ col. das de chá de noz-moscada moída
- 2 xic. de uva passa
- 2 col. das de sopa de canela em pó
- 2 col. das de sopa de leite de coco 5 Ovos caipira
- ½ xic. de farinha de coco
- ½ col. das de chá de bicarbonato de sódio
-

Modo de Preparo:

1 Com o auxílio de uma batedeira elétrica, bata todos os ingredientes.
2 Pré-aqueça a máquina de waffles até a temperatura média.

3 Coloque a massa no centro da máquina cobrindo cerca de 4/3 da área por cerca de 01 a 05 minutos.

4 *Para a cobertura:*

5 Aqueça o óleo de coco numa frigideira antiaderente no fogo médio. Fatie bananas e coloque-as na frigideira.

6 Cozinhe as fatias de banana até que fiquem douradas e crocantes embaixo e então vire-as.

7 Adicione pecans à frigideira e levemente as torre juntamente com as bananas.

8 Cubra as panquecas ou os waffles e sirva.

Omelete Suíço De Bacon Com Cogumelos

Rendimento: 2 porções

Tempo de Preparo: 10-15 minutos

Tempo de Cozimento: 15-20 minutos

Ingredients:

- ½ xíc. de queijosuíço
- 2 col. das de sopa de creme de leite
- Sal e pimenta
- 4 ovos grandes batidos
- 3 fatias picadas de bacon cru
- 1 xíc. de cogumelos picados

1. Bata os ovos, o creme de leite, o sal e a pimenta em uma tigela pequena.

2. Frite o bacon numa frigideira pequena em temperatura média a alta.

3. Quando o bacon estiver crocante, retire-o do fogo e coloque-o numa tigela.

4. Reaqueça a frigideira a fogo médio e então adicione os cogumelos.

5. Cozinhe os cogumelos até que fiquem dourados e então, transfira-os para a tigela do bacon.

6. Reaqueça a frigideira com o restante do óleo.

7. Despeje os ovos batidos e cozinhe-os até que estejam quase cozidos no fundo.

8. Incline a frigideira e espalhe os ovos até que fiquem quase cozidos.

9. À omelete, acrescente a mistura de cogumelos e bacon, salpique o queijo e dobre.

10. Deixe a omelete cozinhar até que
os ovos fiquem cozidos e então
sirva quente.

Tacos De Porco À Mexicana

Ingredientes

- 15 folhas de alface
- col. das de sopa de coentro fresco picado
- col. das de sopa de creme azeda
- 226g de carne de porco moída
- 170g de carne de peru moída
- Sal marinho e pimenta preta a gosto
- 2 col. das de sopa de banha de porco
- 6 col. das de sopa de molho de tomate assado

Modo de Preparo

1 Numa tigela grande, misture as carnes, o sal e a pimenta preta.
2 Em uma frigideira. derreta a banha em temperatura média a alta.
3 Assim que estiver bem quente, acrescente a mistura de carnes e

cozinhe por 5 a 10 minutos, esmigalhando-as com um garfo.

4 Acrescente o molho de tomate e misture para fique bem incorporado.

5 Para montar os tacos, reparta a mistura de carne com molho sobre cada folha de alface.

6 Cubra com coentro e creme azedo e enrole.

Caçarola Matinal De Linguiça Keto

INGREDIENTES:

- Ovos, batidos
- 2 buqês de couve flor picado
- 2 kg de linguiça cozida e despedaçada
- 3 xíc. de creme batido a ponto de chantilli
- 2 xíc. de queijo cheddar ralado
- 2 col. das de chá de sal
- 2 col. das de chá de mostarda seca

INSTRUCTIONS:

1 Cozinhe a linguiça
2 Em uma tigela média, junte a linguiça, o creme de leite batido, a couve flor picada, os ovos, o sal e a mostarda e misture bem.
3 Despeje numa caçarola de 25x35cm untada com azeite e leve ao forno

4 Asse por 50 minutos a 190ºC ou até
que fique firme
5 Retire do forno e cubra com mais
queijo

Ovos Mexidos Com Espinafre E Parmesão

Ingredientes:

- 2 col. das de chá de óleo de coco
- 4 xíc. de folhas de espinafre
- 4 col. das de sopa de queijo parmesão ralado
- 3 ovos batidos
- 2 col. das de sopa de creme de leite
- Sal e pimenta a gosto

1. Em uma tigela, bata os ovos com o creme de leite, o sal e a pimenta.

2. Numa frigideira média, aqueça o óleo de coco em temperatura média.

3. Adicione o espinafre e cozinhe-o até que murche por cerca de 1 a 5 minutos.

4. Despeje a mistura de ovos, mexendo ocasionalmente, até que cozinhem - cerca de 1 a 5 minutos.
5. Misture o parmesão e sirva quente.

Costelinhas De Porco Amanteigadas Com Queijo

Ingredientes

- ½ kg de costelinhas de porco
- 1 xíc. de queijosuíçoralado
- 1 tablete de manteiga a temperature ambiente
- 2 col. das de chá de salsinha seca
- Sal e pimenta preta a gosto
- 1 xíc. de cebola picada
- 226g de cogumelos champignon fatiados

Modo de Preparo

1. Em uma frigideira a temperatura média, derreta metade do tablete de manteiga.

2. Então, salteie a cebola com os cogumelos até que a cebola fique translúcida e os cogumelos macios e aromatizados, cerca de 5 a 10 minutos. Retire-os da frigideira

3. Em seguida, na mesma frigideira, derreta o restante da manteiga e cozinhe o porco até que fique dourado, por cerca de 10 a 20 minutos.

4. Adicione a mistura de cogumelos e cebola, a salsinha, o sal e a pimenta. Por último, cubra com queijo em temperatura média a baixa até que derreta.

5. Sirva imediatamente e desfrute!

Parfait De Morango E Ruibarbo Keto

INGREDIENTES:

- 1 pote de *crème fraîche* ou de creme azedo ou 240 g iogurte natural integral
- 2 col. das de sopa de amêndoas em lâminas tostadas
- 2 col. das de sopa de flocos de coco tostado
- col. das de sopa de geleia caseira de morango com ruibarbo (120g)

MODO DE PREPARO:

•Coloque a geléia em uma taça individual de sobremesa (3 colheres das de sopa por porção)

•Às taças, acresente o crème fraîche e enfeite com as amêndoas o os flocos de coco

•Apreveite!

Waffles de Abóbora

Rendimento: 2 porções

Tempo de Preparo: 10 minutos

Tempo de Cozimento: 25 minutos

Ingredientes:

- • 1 col. das de chá de essência de baunilha

- ½ col. das de chá de canela em pó

- ¼ col. das de chá de noz moscada em pó

- Pitadas de cravoempó

- ½ xíc. de purê de abóbora
  4 ovos grandes, separados em claras e gemas

- 3 col. das de sopa de farinha de coco

- 3 col. das de sopa de eritritol em pó

- 1 ¼ col. das de chá de fermento em pó

1. Separe os ovos em duas tigelas diferentes.

2. Bata as claras em neve e reserve.

3. Em outra tigela, bata as gemas com a farinha de coco, o eritritol, o fermento, a baunilha, a canela, a noz moscda e o cravo.

4. Acrescente o purê de abóbora, mexendo bem até incorporar, então, adicione as claras em neve e misture gentilmente.

5. Pré-aqueça a máquina de waffles e unte-a com spray culinário.

6. Coloque cerca de meia xícara da massa na máquina.

7. Cozinhe a waffle de acordo com as instruções do fabricante.

8. Transfira a waffle para um prato e repita até acabar a massa.

Bolo De Carne Com Queijo Duplo

Ingredientes

- 115g de bacon picado
- ½ xic. de queijo suíço ralado
- 1/2 xíc. de queijo parmesão ralado
- 1 ovo batido
- 1 col. das de chá de molho de ostra
- Sal marinho e pimenta preta moída a gosto
- 1 tomate sem casca em purê
- 1 col. das de chá de mostarda Dijon
- 2 col. das de chá de óleo de girassol
- 1/2 xíc. de cebola picada
- 2 dentes de alho, amassados
- 1 pimentão, sem semente e picado
- 1 pimenta jalapeño sem semente e picada
- 340g de carne moída

Modo de Preparo:

1 Comece pré-aquecendo o forno a 220 ºC. Unte levemente uma forma de pão com um spray culinário.

2 Aqueça o óleo em uma panela a fogo brando. Salteie as cebolas, o alho com o pimentão e a pimenta até que fiquem macios e aromáticos, cerca de 05 minutos.

3 Numa tigela, misture completamente a carne moída, o bacon, os queijos, o ovo, o molho de ostra, o sal e a pimenta preta.

4 Modele a mistura no formato de um pão e a pressione-a dentro da forma de pão, por cima espalhe a mistura do purê de tomate com a mostarda.
Cubra com papel alumínio e asse por 1-1 ½ -hora no forno pré-aquecido.

Crepes de Morango Keto

INGREDIENTES:

- 1/8 col. das de chá de essência de amêndoas
- 1/4 col. das de chá de essência de baunilha
- Para o recheio:
- 2 xíc. de morangos, lavados, sem o miolo e picados
- 4 col. das de sopa de adoçante culinário
- Manteiga
- 3 ovos grandes
- 2/3 xíc. de creme de leite
- 3 col. das de sopa de mistura pronta
- col. das de sopa de adoçante culinário

MODO DE PREPARO:

1 *Prepare uma frigideira de 20 cm ou uma crepeira com manteiga aquecida*

2 *Numa tigela, bata todos os ingredientes da crepe juntos.*

3   Despeje 1/6 da mistura na frigideira e cozinhe até que parte debaixo esteja dourada e a de cima cozida.

4   Vire a crepe e doure do outro lado.

5   Feito isto, transfira a crepe para um papel toalha.

6   Repita até acabar a massa.

7   Em seguida, prepare o recheio misturando os morangos com o adoçante e colocando cerca de ¼ da mistura em cada crepe.

8   Sirva com creme batido e enfeite com o restante dos morangos.

Salada Em Tacos Com Molho Cremoso

Ingredientes:

- Sal e pimenta
- 1 col. das de sopa de cominho em pó
- 1 col. das de sopa de pimenta em pó
- 170g de carne moída

- ¼ xíc. de queijo cheddar ralado
- 3 col. das sopa de maionese
- 1 col. das de chá de vinagre de maçã
- Uma pitada de páprica
- 4 xíc. de alfacefreca picada
- ½ xíc. de tomate picado
- ¼ xíc. de cebolaroxa picada

1. Cozinhe a carne moída numa frigideira a fogo médio até que doure.

2. Escorra metade da gordura e tempere com sal, pimenta e tempero de tacos.

3. Cozinhe por 5 minutos e desligue o fogo.

4. Divida a alface em duas tigelas e cubra com a carne moída.

5. Adicione os tomates picados, a cebola roxa e o queijo cheddar.

6. Misture o restante dos ingredientes e espalhe sobre as saladas.

Fraldinha Suculenta Com Brócolis

Ingredientes

- Marinada:
- 1/2col. das de chá de pimenta preta moída
- 1 col. das de chá de pimenta calabresa
- 1/2 col. das de chá de sal marinho
- 2 col. das de sopa de azeite de oliva
- 1 col. das de sopa de molho Tamari
- 1/4 de xíc. de vinagre de vinho branco
- 260g de fraldinha, cortada em pedaços
- 2 col. das de sopa de manteiga à temperatura ambiente
- 260g de brócolis cortado nos raminhos
- 1/2 xíc. de cebolinha picada
- 1 dente de alho amassado

Modo de Preparo

Numa tigela de cerâmica, misture bem todos os ingredientes da marinada. Acrescente a carne e deixe descansar por duas horas na geladeira. Em uma frigideira à temperatura média a alta, derreta uma colher das de sopa de manteiga e cozinhe o brócolis por 2 minutos, mexendo frequentemente até que fique macio sem perder a cor. Retire da frigideira e reserve à parte.

Derreta o restante da manteiga na frigideira e, assim que estiver, bem quente, frite a cebola e o alho até que fiquem aromáticos, cerca de 02 minutos. Reserve à parte.

Em seguida, frite a carne acrescentando um pouco da marinada. Cozinhe, até que fique douradas por cerca de 10 minutos.

Adicione os vegetais e cozinhe por mais alguns minutos ou até que tudo esteja bem quente. Bon appétit!

Rolinhos Matinais De Panqueca

INGREDIENTES:

- ½ col. das de chá de essência de baunilha
- Recheio
- 115g de cream cheese
- ¼ col. das de chá de canela em pó
- 1 sachê de adoçante dietético
- ovos
- Colheradas de massa pronta para panqueca Atikins
- 2 col. das de sopa de creme de leite
- 1 sachê de adoçante
- ½ col. das de sopa de canela

MODO DE PREPARO:

1 Para o recheio, amoleça o cream cheese no microondas e acrescente o adoçante e a canela.

2 Bata os ovos na mistura de cream cheese, misture-os com a massa pronta de panqueca juntamente com o adoçante, a essência de baunilha e a canela.

3 Despeje ¼ da mistura numa frigideira antiaderente untada com manteiga a fogo médio.

4 Cozinhe-a até que fique pronta dos dois lados

5 Repita o processo até fazer 04 panquecas finas

6 Espalhe o recheio em um lado da panqueca e enrole.

Bolinhos De Salmão Fritos

Ingredientes:

- 2 col. das de sopa de farinha de coco

- 1 ovo grande

- 2 col. das de sopa de cebola bem picada em pedacinhos pequenos

- 1 col. das de sopa de coentro fresco picado

- 2 col. das de sopa de óleo de coco

- 1 col. das de sopa de manteiga

- 1 xíc. de arroz de couve-flor

- Sal e pimenta

- 226g de filés de salmão sem espinha

- ¼ xíc. de farinha de amêndoas

1. Derreta a manteiga em uma frigideira a fogo médio, e então cozinhe a couve flor por 5 a 10 minutos ou até que fique macia – tempere com sal e pimenta.

2. Transfira a couve flor para uma tigela e reaqueça a frigideira

3. À frigideira coloque o salmão e tempere-o com sal e pimenta

4. Cozinhe-o até que fique embranquecido e então remova-o e desfie-o em uma tigela.

5. Ao salmão, adicione a couve flor, as farinhas, o ovo, a cebola e a salsinha.

6. Modele 6 bolinhos e então frite-os no óleo de coco até que fiquem dourados dos dois lados.

Peixe Com Vegetais

Ingredientes

- 2 estrelas de anis estrelado
- 1 col. das de chá de páprica defumada
- 2 tomates sem pele amassados
- Sal grosso marinho e pimenta preta a gosto
- 1 kg de peixe pargo cortado em pequenos bocados
- 1 col. das de chá de óleo de gergilim
- 1/2 xíc. de cebolinha picada bem fininha
- 1/2 col. das de chá de gengibre fresco ralado
- 1/2 col. das de chá de alho amassado
- 1col. das de chá de pasta de curry

Modo de Preparo
1. Aqueça o óleo numa panela a fogo moderado.

2. Cozinhe a cebolinha até que fique macia e aromática e então acrescente o gengibre e o alho e frite-os por mais uns 45 segundos, mexendo frequentemente.

3. Adicione os demais ingredientes e reduza o fogo.

4. Deixe ferver por 20 minutos ou até que o peixe se despedace com um garfo. Bon.

Tiras De Frango Com Coco

Rendimento: 4 porções

Tempo de Preparo: 10 minutos

Tempo de Cozimento: 30 minutos

Ingredientes:

- ½ col. das de chá de alho em pó
- 1Kg de peito de frango em tiras
- Sal e pimenta
- 2 ovos grandes, bem batidos
- ¼ de xíc. de farinha de amêndoas
- 2 col. das de sopa de coco ralado sem açúcar

1. Pré-aqueça o forno a 220ºC e cubra umaassadeiracom papel manteiga

2. Misture a farinha de amêndoas com o coco, o alho em pó em um prato raso.

3. Tempere o frango com sal e pimenta e então passe nos ovos batidos.

4. Passe as tiras na mistura de farinha de amêndoas e arrume-as na assadeira

5. Asse por 25 a 30 minutos até que fiquem douradas e cozidas por dentro. Sirva quente.

Salada Simples De Atum Com Alface

Rendimento: 3 porções

Tempo de Preparo: 15-20 minutos

Ingredientes:

- 3 col. das de sopa de suco de limão fresco
- 4 col. das de sopa de picles de sua preferência
- 4 latas de atum em óleo, escorrido e em pedaços
- 1 xíc. de tomate cereja, partidos ao meio
- 1 xic. de pepino picado em cubos
- Sal e pimenta
- 7 xíc. de alface romana picada
- 1/3 xíc. de maionese

1. Misture a maionese, o suco de limão e o picles numa tigela.

2. Acrescente à tigela os pedaços de atum, os tomates, o pepino – tempere com sal e pimenta.

Curry De Salmão Com Salmão Com Um Toque Especial

Ingredientes

- 2 xíc. de caldo de peixe
- 2-2 ½ xíc. de água
- 210g de salmão, cortado em pequenos bocados
- Pitadas de sal e pimenta para dar gosto
- 1 xíc. de coentro fresco, picado grossamente
- 2 col. das de sopa de óleo de coco
- 2 xíc. de cup alho-poró picado
- 5 col. das de sopa de alho amassado
- 5 pimentas tailandesas, sem sementes e amassadas
- 5 col. das de chá de açafrão em pó
- ½ col. das de chá de cominho
- 170 g de creme duplo
- 115g de leite de coco enlatado

Directions

1. Aqueça o óleo numa caçarola em temperatura média a alta.
2. Então, salteie o alho-poró e o alho por 5 a 15 minutos, mexendo frequentemente.
3. Acrescente a pimenta, o açafrão e o cominho; cozinhe por mais um minuto.
4. Adicione o creme, o leite de coco, o caldo de peixe, a água, o salmão, a pimenta preta.
5. Abaixe o fogo e deixe ferver por aproximadamente 16 minutos.
6. Mais tarde, com uma concha sirva em tigelas individuais; sirva com as folhas de coentro.

Torrada Suji Keto

INGREDIENTES:

- 2xíc. de sujiassado
- 3 xíc. de creme de leite ou de cream malai frescos
- 4cenouras raladas
- 6 cebolas picadas bemfininhas
- 3-3 ½ pimentas da Guiné, picadas bem fininhas
- Sal
- Pimenta pretamoída
- Ghee para untar a grelha
- Fatias de pão

MODO DE PREPARO:

1. Misture todos os ingredientes, exceto o pão e a ghee.
2. Espalhe um pouco da mistura em uma fatia de pão.
3. Aqueça a grelha e unte-a com a ghee.
4. Coloque as fatias de pão na grelha com a mistura virada pra baixo.
5. Cozinhe dos dois lados até que dourem.

Salada De Couve Picada Com Molho De Bacon

Rendimento: 3 porções

Tempo de Preparo: 25 minutos

Ingredientes:

- 7 fatias de baconcru
- 5 col. das de sopa de vinagre de maçã
- 2 col. das de chá de mostarda Dijon
- Estévia em gotas, para dar sabor.
- Sal e pimenta
- 7 xíc. de couve fresca picada
- 1 xíc. de cebola roxa picada em pedacinhos pequenos

Modo de Preparo:

1. Frite as fatias de bacon numa frigideira até que fiquem crocante e então transfira-as para o papel toalha e pique.

2. Deixe 01 xíc. da gordura do bacon dentro da frigideira e a aqueça em temperatura baixa.

3. Na frigideira, misture bem o vinagre de maçã, a mostarda e a estévia, e então tempere com sal e pimenta.

4. Acrescente a couve e cozinhe por 1 a 5 minutos e então divida em dois pratos.

5. Cubra as saladas com a cebola roxa e o bacon picado.

Ovos Cozidos Com Avocado

Ingredients

- 1 col. das de chá de endro seco
- 3 avocados, sem caroços e fatiados
- 2 col. das de sopa de suco de limão
- 7 ovos
- ½ col. das de chá de sal kosher
- col. das de chá de pimenta preta moída
- ½ col. das de chá de pimenta caiena

Modo de Preparo:

1. Coloque os ovos numa panela com água fervente, então cozinhe-os em temperatura baixa por 5 a 10 minutos.
2. Descasque os ovos e parta-os ao meio. Sobre as metades, salpique o sal, a pimenta preta, a pimenta caiena e o endro.
3. Sirva em pratos individuais, sobre os avocados borrife o suco de limão.

Coco Crocante Keto

INGREDIENTES:

- Leite de amêndoas sem açucar
- 2 morangosmédios
- Papel machê untado com óleo de coco
- 3 pacotes de coco em flocos Red Mill
- Canela em pó

MODO DE PREPARO:

1. Pré-aqueça o forno a 210°C.
2. Cubra uma forma de biscoitos com papel machê e a unte com óleo de coco.
3. Espalhe os flocos de coco sobre a forma.
4. Leve ao forno por 05 a 10 minutos.
5. Mexa os flocos e continue a assar até estejam levemente tostados e dourados.
6. Retire os flocos.
7. Salpique a canela levemente sobre eles.

Sopa De Frango Fajita Na Panela Elétrica

Rendimento: 5 porções

Tempo de Preparo: 15-20 minutos

Tempo de Cozimento: 6-6 ½ horas

Ingredientes:

- 3 pimentõesvermelhospequenos picados
- 3 pimentas jalapeno, sem sementes e picadas
- 5 col. das de chá de pimenta em pó
- 1-1 ½ col. das de chá de páprica
- 1col. das de sopa de cominho em pó
- Sal e pimenta
- 3 avocados pequenos, fatiados bem fininhos
- 1xíc. de coentro picado
- 3 limas cortadas em gomos
- 500g de coxas de frango

- 3 xíc. de tomate picado em cubos
- 5 xíc. de caldo de galinha
- 2 xíc. de molho de enchilada
- 140g de cebolinha picada
- 3 col. das de sopa de alho amassado
- 3 cebolas medias picadas

1. Coloque o frango, os tomates, o caldo de galinha, o molho de enchilada, a cebolinha e o alho na panela elétrica e misture bem.
2. Acrescente a cebola, o pimentão e o jalapeno.
3. Acresente os temperos, tampe e cozinhe na intensidade baixa por 6 a 6 horas e meia
4. Retire o frango e pique-o ou desfie-o e então volte-o à sopa.
5. Sirva a sopa em tigelas individuais, acompanhada

dos   avocados   fatiados,
coentro e das fatias de lima.

Abobrinha Gratinada Doisqueijos

Ingredients

- 3 colheres das de sopa de iogurte
- 6 abobrinhasfatiadas
- 1-1 ½ alhoporófatiado
- Sal marinho ou pimento preta para temperar
- 3 col. das de chá de pimenta caiena
- 2xíc. de cream cheese
- 5dentes de alho, amassados
- 2xíc. de queijosuíço, ralado
- 15ovos grandes

Modo de Preparo

1. Comece pré-aquecendo o forno a 180 °C.
2. Então, unte o fundo e a lateral de uma panela à prova de forno com spray culinário.

3. Em seguida, misture os ovos com o iogurte até que fiquem uniformemente incorporados.
4. Sobreponha parte da abobrinha fatiada com as fatias de alho-poró na panela.
5. Tempere com sal e com as pimentas preta e caiena.
6. Adicione o cream cheese e o alho amassado.
7. Acrescente o restante das fatias da abobrinha e do alho-poró.
8. Acrescente a mistura de ovos.
9. Cubra com o queijo suíço.
10. Asse por cerca de uma a uma hora e meia, até dourar.

Ovos Escocêses Keto

INGREDIENTES:

- 15fatiasgrossas de bacon
- 6palitos de dente
- 7ovos grandes
- 02 pacotes de linguiça de porco Jimmy Dean

MODO DE PREPARO:

1. Cozinhe os ovos até que estejam bem firmes, descasque-os e deixe esfriar
2. Fatie a linguiça em quatro partes iguais, abra um círculo grande dentro de cada fatia.
3. Coloque um ovo dentro de cada círculo e feche embrulhando com a própria linguiça.
4. Leve à geladeira por uma a uma hora e meia.
5. Faça uma cruz com duas fatias do bacon
6. Coloque o ovo revestido da linguiça no centro da cruz, dobre o bacon por cima e feche-o com um palito.
7. Asse por 30 a 35 minutos a 220 °C.

Salmão Grelhado Com Molho Pesto E Aspargos

Rendimento: 6 porções

Tempo de Preparo: 5-10 minutos

Tempo de Cozimento: 25 minutos

Ingredientes:

- 3 feixes de aspagrgos, com as pontas aparadas
- 3 col. das de sopa de azeite de oliva
- 1 xíc. de pesto de manjericão
- 6 filés de salmãosemespinha
- Sal e pimenta

1. Pré-aqueça a grelha a temperatura alta e unte as grades com óleo
2. Tempere o salmão com sal e pimenta e aplique o spray culinário
3. Grelhe o salmão por 05 a 10 minuto de cada lado ou até que esteja bem cozidos no meio

4. Coloque os aspargos com o azeite na grelha, grelhando-os por 10 a 15 minutos até que fiquem macios

5. Com uma colher, passe o pesto sobre o salmão e sirva com os aspargos.

Enrolados De Alface Com Presunto E Queijo

Ingredientes

- 13folhas de alface lisas, lavadas
- 1-1 ½ col. das de sopa de suco de limão fresco
- 17 col. das de sopa de cream cheese
- 15 fatias finas de presunto
- 2-2 ½ tomates picados
- 2-2 ½ pimentas vermelhas picada

Modo de Preparo

1. Espalhe o suco de limão sobre as folhas de alface
2. Espalhe o cream cheese sobre as folhas de alface
3. Adicione uma fatia de presunto sobre cada folha de alface
4. Divida os tomates sobre as folhas de alface
5. Cubra com as pimentas vermelhas, enrole e disponha numa travessa bonita.

Docinhos De Chocolate Com Coco

INGREDIENTES:

- 2-2 ½ de xíc. de cacau em pó
- 3 col. das de chá de essência de baunilha
- 1-1 ½ xíc. de eritritol em pó ou qualquer outro adoçante líquido da lista
- 20-25 gotas de estévia líquida
- 01 pitada de sal
- 1/3 de xíc. de manteiga caseira de coco com noz-pecan, resfriada
- 2-2 ½ xíc. de óleo de coco extra virgem

MODO DE PREPARO:

1. Coloque o óleo de coco numa tigela pequena e derreta-o no micorroondas em potência baixa, por um a 5 minutos.
2. Adicione o cacau em pó, a essência de baunilha, a estévia e o eritritol.
3. Misture bem a ponto de diluir todos os caroços.
4. Em uma forma de silicone, vá colocando colheradas da mistura de chocolate de maneira a moldar os docinhos

separadamente. Faça isso até preencher a metade da forma.

5. Refrigere-os por cerca de 30 a 35minutos, ou até que os moldes solidifiquem-se.

6. Adicione uma à uma colher e meia de colher das de chá da manteiga caseira de coco com noz-pecan em cada molde e cubra-os com o restante da mistura de chocolate. Volte-os à geladeira por mais 1 ou 1 hora e meia, até que fiquem firmes.

7. Depois de prontos, mantenha-os refrigerados pois o óleo de coco derrete fácil à temperatura ambiente.

Porco Assado Com Alecrim E Couveflor

Rendimento: 5 porções

Tempo de Preparo: 15-20 minutos

Tempo de Cozimento: 25-30 minutos

Ingredientes:

- 3 col. das de sopa de alecrim fresco picado
- Sal e pimenta a gosto
- 2 a 2 ½ de col. das de sopa de azeite de oliva
- 5 xíc. de couveflor sem o miolo
- 1 a 1,2 Kg de filé mignon suíno
- 3 col. das de sopa de óleo de coco

1. Esfregue o porco no óleo de coco e então tempere com o alecrim, sal e a pimenta.

2. Numa frigideira grande, aqueça o azeite de oliva à temperatura média à alta.

3. Adicione o porco e o cozinhe por 5 a 10 minutos de cada lado até dourar.

4. Adicione à frigideira a couveflor, de maneira que fique ao redor do porco.

5. Abaixe o fogo e tampe a frigideira.Cozinhe por 12 a 15 minutos ou até que o porco esteja completamente cozido.

6. Fatie o porco e sirva com a couveflor.

Molho De Queijo Com Alcachofras

Ingredientes

- 700g de queijo muçarela ralado
- 300g de alcachofra em conserva, escorrida e picada
- 220g de creamcheese
- 1-1 ½ xíc. de iogurte grego sem açúcar
- 1-1 ½ xíc. de maionese
- 1-1 ½ xíc. de água
- 5dentes de alho, amassados

Modo de Preparo

1. Comece pré-aquecendo o forno a 210°C.
2. Misture todos os ingredientes, exceto o queijo.
3. Coloque a mistura numa assadeira levemente untada.
4. Cubra com o queijo ralado.
5. Leve ao forno pré-aquecido e asse por 27 a 30 minutos ou até que borbulhe.

Ovos Devilish Keto

INGREDIENTES:

- 17ovos grandes.
- 1 ½ xíc. de maionese.
- 6 col. das de sopa de manteiga derretida.
- 4 col. das de chá de mostarda amarela.
- 1 xíc. de cebola picada bem fininha ou ralada.
- 1-1 ½ col. das de chá de pimenta branca
- 3 col. das de chá de sal.

MODO DE PREPARO:

1. Coloque os ovos numa panela grande com água fria e deixe cozinharpor 12 minutos.
2. Desligue o fogo e deixe descansar por 4 a 6 minutos.
3. Resfrie os ovos e água fria por 12 a 15 minutos.
4. Retire os ovos, bata-os de leve e retire a casca.
5. Descascados, com uma faca longa e fina, corte-os no sentido do comprimento.
6. Retire as gemas dos ovos e separe-as numa tigela de vidro.

7. Coloque as claras em um prato e reserve-as.
8. Com um garfo, esmigalhe as gemas.
9. Às gemas, acrescente a maionese e os demais ingredientes. Misture bem.
10.Com uma colher de chá, recheie as cavidades das claras com a mistura de gemas.

Linguado Com Crosta De Parmesão E Aspargos

Rendimento: 6 porções

Tempo de Preparo: 15 minutos

Tempo de Cozimento: 25 minutos

Ingredientes:

- 1 kg de aspargos aparados
- 5 col. das de sopa de azeite de oliva.
- Sal e pimenta
- 1 xíc. de manteiga a temperatura ambiente
- 1 xíc. de parmesãoralado
- 3 col. das de sopa de farinha de amêndoas.
- 4 col. das de chá de alho em pó
- 7 filés de linguadosemespinha

1. Pré-aqueça o fogo a 220 ºC e cubra uma assadeira com papel alumínio.

3. Coloque os aspargos na assadeira e, por cima, espalhe o azeite de oliva.

4. No liquidificador, bata a manteiga, o queijo parmesão, a farinha de amêndoas, o sal e pimenta.

5. Coloque os filés na assadeira junto com os aspargos e, com uma colher, espalhe a mistura de parmesão sobre o peixe.

6. Asse por 12 a 15 minutos, e deixe dourar por mais 5 a 10 minutos.

Cheescake Básico De Laranja

Ingredientes

RECHEIO
- 3 col. das de chá de gelatina em pó
- 5 col. das de sopa de adoçante culinário
- 220g de creme mascarpone
- 3 col. das de sopa de suco da laranja

Crosta
- 3 xíc. de farinha de amêndoas
- 2 tabletes de manteiga à temperatura ambiente
- 1-1 ½ xíc. de coco ralado sem açúcar.
- 4 col. das de sopa de adoçante culinário

Modo de Preparo:

1. Misture completamente todos os ingredientes da crosta. Pressione a crosta numa forma levemente untada.
2. Reserve-a na geladeira.

3. Dissolva a gelatina em2 a 2 xícaras e meia de água e, então acrescente a mesma quantidade de água fria.
4. À gelatina, acrescente o mascarpone, o adoçante e o suco de laranja, misture bem até que fiquem totalmente incorporados.
5. Despeje o recheio na crosta.

Queijo Halloumi Grelhado Com Vinagrete De Pepino Com Morangos

INGREDIENTES:

- Pimenta preta fresca moída na hora
- 5 pacotes de queijo Halloumi
- 2xíc. de morango
- 1 a 1 pepino e meio
- 3 pimentas jalapeño
- Suco de uma lima
- 3dentes de alho
- 3 col. das de sopa de hortelã picada
- 5 col. das de sopa de majericão picado
- 5 col. das de sopa de azeite de oliva extra-virgem
- 3 col. das de sopa de vinagre balsâmico
- 3 col. das de sopa de ghee ou de manteiga.

- 1-1 ½ col. das de chá de sal, ou a gosto

MODO DE PREPARO:

1. Descasque e pique o pepino. Pique os morangos.
2. Retire as sementes da pimenta jalapeño e a pique bem fininho.
3. Pique as ervas. Descasque e amasse o alho e misture-o com o azeite, o vinagre e o suco de lima fresco.
4. Numa tigela, junte tudo e tempere com sal e pimenta. Reserve.
5. Fatie o queijo numa espessura grossa e grelhe-os numa frigideira untada com manteiga ou ghee.
6. Você poderá utilizar uma frigideira comum ou uma grelha, como ou fiz.
7. Grelhe por um a 5 minutos de cada lado.
8. Não vire até que o lado esteja dourado e crocante.
9. Coloque o queijo em uma travessa e cubra com o vinagrete de pepino com morango.

Caçorola Picante de Enchilada de Frango

Rendimento: 7 porções

Tempo de Preparo: 20-25 minutos

Tempo de Cozimento: 1 a 1 hora e meia

Ingredientes:

• 3 xíc. de abacate picado
• 2,25 Kg de coxas de frango sem osso picadas
• Sal e pimenta
• 5 xíc. de molho de tomate
• 2-2 ½ xíc. de queijo cheddar ralado
• 1 xíc. de creme azedo

1. Pré-aqueça a 210°C e unte uma travessa funda
2. Tempere o frango com sal e pimenta e espalhe na assadeira
3. Espalhe o molho de tomate sobre o frango e salpique o queijo

153

4. Cubra com papel alumínio e asse por uma a uma hora e meia, até que o frango esteja cozido.
5. Sirva com creme azedo e abacate picado.

Bolo De Festa Sem Forno

Ingredientes

- 5 col. das de sopa de cacau em pó
- 1-1 ½ xíc. de farinha de amêndoas
- 2 xíc. de farinha de coco
- 3 col. das de sopa de cacau em pó
- 3-3 ½ col. das de sopa de adoçante culinário
- 3 col. das de sopa de manteiga de amêndoas
- 4 col. das de sopa de óleo de coco
- 1-1 ½ xíc. de adoçanteculinário
- Uma pitada de sal
- 1xíc. de creme de leite
- 3 col. das de sopa de uísque irlandês
- 2 col. das de chá de essência de baunilha
- 3 xíc. de creme de leite
- 3 col. das de chá de gelatina orgânica
- Uma pitada de canela em pó
- 300g de queijo mascarpone
- 4 col. das de sopa de óleo de coco

Modo de Preparo

1. Numa tigela pequena, misture totalmente a farinha de amêndoas, a farinha de coco, o cacau e o adoçante.
2. Adicione a manteiga de amêndoas, o óleo de coco, o sal e a canela. Pressione a mistura numaassadeira.
3. Para o recheio, derreta o mascarpone e óleo de coco no microondas por 2 minutos.
4. Na batedeira bata o cacau, o adoçante, 1 a 1 xícara e meia do creme, o uísque e a baunilha, até incorporarem-se.
5. Após, bata uma a uma xícara e meia do creme de leite no ponto de chantili até dobrar de volume.
6. Em outra tigela, misture a gelatina com 3 col. das de sopa de água fria e mistue bem até dissolver.
7. Na gelatina, acrescente a mesma quantidade de água quente e misture bem.
8. Vagarosa e gradualmente, adicione a gelatina dissolvida no chantili batido e misture até endurecer.
9. Agora, misture esta preparação de chantili à mistura do mascarpone.
10. Espalhe o recheio sobre a crosta e sirva gelado.

Bombas De Manteiga De Amêndoas Keto

Ingredientes

- 5 col. das de sopa de manteiga sem sal
- 5 col. das de sopa de adoçante estévia em pó
- 2-2 ½ xíc. de manteiga de amêndoas
- 1 xic. de óleo de coco orgânico

1. Coloque todos os ingredientes numa tigela grande e leve ao microondas por 2 minutos
2. Misture-os bem todos os ingredientes e despeje-os em formas de gelo. Congele po 2 a 2 horas e meia.
3. Depois de congelados, retire as bombas das formas de gelo e armazêne-as em um pote no freezer.

Beef Bourguignon Na Panela Elétrica

Rendimento: 12 porções

Tempo de Preparo: 30 minutos

Ingredientes:

- 2,210kg de carne bovina cortada em fatias grossas
- Sal e pimenta
- 1-1 ½ de xíc. de farinha de amêndoas
- 2 xíc. de caldo de carne
- 5 xíc. de vinho tinto
- 5 col. das de sopa de extrato de tomate
- 130g de cogumelos fatiados
- 3 cebolas cortadas emfatiasgrossas
- 5 col. das de sopa de azeite de oliva

1. Aqueça o azeite numa frigideira a fogo médio

2. Tempere a carne com sal e pimenta e então empane na farinha de amêndoas.

3. Coloque a carne na frigideira e cozinhe até dourar dos dois lados.

4. Em seguida, transfira a carne para a panela elétrica.

5. Reaqueça a frigideira e então despeje o caldo de carne.

6. Deglaceie o fundo da panela e então acrescente o vinho e o extrato de tomate.

7. Deixe ferver e então despeje na panela elétrica.

8. Adicione os cogumelos e a cebola e mexa.

9. Cubra a panela e, na potência baixa, cozinhe por 5 a 6 horas e meia, ou até que a carne esteja macia. Sirva quente.

Rolinhos Divinos De Frango Recheados

INGREDIENTES:

- 6 filés de peito de frango sem pele
- 220g decreamcheese
- 1-1 ½ xíc. de ceblinha verde picada.
- 7fatias de baconpré-cozidos

MODO DE PREPARO:

1. Frite parcialmente as tiras de bacon, por cerca de 6 a 10 minutos de cada lado. Reserve.
2. Com um batedor de carne, amasse os filés de frango;
3. Misture o cream cheese com a cebolinha.
4. Espalhe 3 col. das de sopa da mistura em cada filé.
5. Enrole os filés e embrulhe-os com as tiras de bacon, firme com um palito de dentes.
6. Coloque-os numa assadeira e asse em forno pré aquecido a 210°C por 35 minutos até cozinhar completamente.
7. Leve ao grill por mais 6 a 12 minutos para dar crocância ao bacon.

Couve de Bruxelas com Bacon

INGREDIENTES

- ○ 3 col. das de sopa de alho em pó
- ○ Sal marinho
- ○ 5 fatias debacon
- ○ 5 xíc. de couve de Bruxelas partidas ao meio

1. Numa frigideira, frite o bacon. Retire-o da frigideira e reserve.

2. Acrescente a couve de Bruxelas à frigideira e cozinhe-a na gordura do bacon à temperatura média, por 22 a 30 minutos, até dourar, mexendo a cada 3 ou 5 minutos.

3. Enquanto cozinha, pique o bacon em pequenos bocados.

4. Adicione o bacon picado junto com o alho em pó à couve de Bruxelas e tempere com sal a gosto.

Espetinhos De Frango Com Limão E Vegetais

Rendimento: 6 porções
Tempo de Preparo: 12-15 minutos

Tempo de Cozimento: 17-25 minutos

Ingredientes:

- 2-2 ½ cebolas, cortadas emfatiasgrossas
- 2-2 ½ pimentões vermelhoscortados em fatias grossas.
- 2-2 ½ pimentões verdescortados em fatias grossas
- 2-2 ½ coxas de frango sem osso e cortadas em cubos
- 1 xíc. de azeite de oliva
- 3-3 ½ col. das de sopa de suco de limão
- 3 col. das de chá de alho amassado
- Sal e pimenta

1. Tempere o frango com o azeite de oliva, o suco de limão, o alho e a pimenta.
2. Espete o frango, a cebola e os pimentões.
3. Pré-aqueça a grelha a temperatura média, untando as grades com óleo.
4. Grelhe os espetinhos por 4 a 6 minutos de cada lado, até que o frango esteja pronto.

Informações Nutricionais:390 calorias, 21.5g de gordura, 34.6g de proteína, 9.2g de carboidratos, 3.5g de fibras, 7g carboidratos líquidos

Torta De Frango Com Espinafre Na Frigideira

INGREDIENTES:

Para o recheio:

- Sal e pimenta a gosto
- 9 coxas de frango sem osso e sem pele
- 4 fatias de bacon
- Cebola e alho em pó a gosto
- 220g de Cream Cheese
- 170g de Queijo Cheddar
- 7 xíc. de espinafre
- 1-3 xíc. de caldo de galinha

Para a massa:

- 6 col. das de sopa de Psyllium em pó
- 9 col. das de sopa de manteiga
- 1 ovo grande
- 2 xíc de cream cheese
- 2 xíc. de queijo cheddar cup
- ½ col. das de páprica
- 1 col. das de chá de alho em pó
- ½ xic. de farinha de amêndoas
- l. das de chá de cebola em pó
- Sal e pimenta a gosto

INSTRUCTIONS:

1. Corte o frango em cubos e tempere-o.
2. Doure o frango numa frigideira ou panela que possa levar ao forno
3. Adicione o bacon picado e frite
4. Deglaceie a panela com o caldo de frango e acrescente o cream cheese e o queijo cheddar
5. Adicione o espinafre, deixe-o murchar e então mistura.
6. Coloque todos os ingredientes da massa numa tigela.
7. Em uma tigela separada, misture o cream cheese e o cheddar e leve ao microondas para derreter.
8. Adicione os ovos e a mistura de queijo à tigela dos ingredientes secos.
9. Misture tudo muito bem.
10. Pressione a massa em uma forma e leve ao forno por 17-25 minutos a 180 °C.

Chocolate Keto Do Gary, O Primitivo

INGREDIENTES

- 2 col. das de chá de essência de baunilha
- 2 col. das de chá de canela em pó
- 01 pitada de sal marinho
- 5 col. das de sopa de óleo de coco
- 3 col. das de sopa de manteiga de cacau
- 4 col. das de sopa de cacau em pó
- 6-10 col. das de sopa de leite de coco ou leite de amêndoas

1. Numa frigideira em temperatura bem baixa, derreta o óleo de coco com a manteiga de cacau.
2. Sem deixar ferver vá derretendo vagarosamente.

3. Depois de completamente derretidos, desligue o fogo e misture o cacau em pó.
4. O chocolate caseiro derretido é mais fluido do que o industrializado, mas, mesmo assim deverá ser escuro e cremoso.
5. Misture o leite de coco, caso queira dar um efeito de chocolate ao leite.

6. Adicione, a essência de baunilha, a canela, o sal e a estévia a gosto.

7. Misture bem.
8. Deixe o chocolate esfriar na panela até que atinja a temperatura ambiente.

9. Em seguida, prove e ajuste o adoçante se preferir.

10.   Misture bem novamente, cubra e leve à geladeira por 36 a 40 minutos ou ao freezer por 15 a 22 minutos, até que fique sólido.

11.   Caso leve à geladeira, a cada 6 ou 10 minutos mexa o chocolate com uma colher duas a três vezes até começar solidificar-se, de maneira a provocar a separação do óleo.

12.   Assim que estiver sólido, quebre o chocolate em pedaços e armazene em um pote de vidro.

13.   O chocolate verdadeiro derrete em menor temperatura do que o chocolate industrializado, então mantenha-o na geladeira.

Curry De Macadâmia Torradas

Rendimento: 11 porções

Tempo de Preparo: 6-10 minutos

Tempo de Cozimento: 22-25 minutos

Ingredientes:

- 1-1 ½ col. das de chá de sal
- 5 xíc. de macadâmiacrua
- 3-3 1/2 col. das de sopa de azeite de oliva
- 1 col. das de sopa de curry em pó

Modo de Preparo:

1. Pré aqueça o forno a 180 °C e cubra uma forma com papel manteiga

2. Misture bem o azeite de oliva com o curry em pó e o sal numa tigela

3. Espalhe as macadâmias sem pele na forma

4. Asse por 25 minutos até torrarem e resfrie em temperatura ambiente.

Informações Nutricionais: 277 calorias, 30.5g de gordura, 6.6g de proteína, 4.5g de carboidratos, 3.5g de firbas, 1.5g de carboidratos líquidos

Espaguete De Abobrinha Com Almôndegas De Peru

INGREDIENTES:

- 2 pacotes de almôndegas de peru congeladas
- 2abobrinhas cortadas em espiral
- 2-2 ½ latas de molho de tomate
-

MODO DE PREPARO:

1. Cozinhe as almôndegas no molho em temperatura média por 23 a 27 minutos, mexendo ocasionalmente.
2. Limpe as abobrinhas e com a ajuda de um fatiador em espiral, faça os espaguetes.
3. Ferva água e escalde o espaguete de abobrinha por 02 minutos.
4. Retire e escorra.
5. Misture o espaguete no molho de almôndegas.

CPSIA information can be obtained
at www.ICGtesting.com
Printed in the USA
BVHW041345221020
591610BV00012B/1111